Den ultimata Kokbok för kranskärlssjukdom

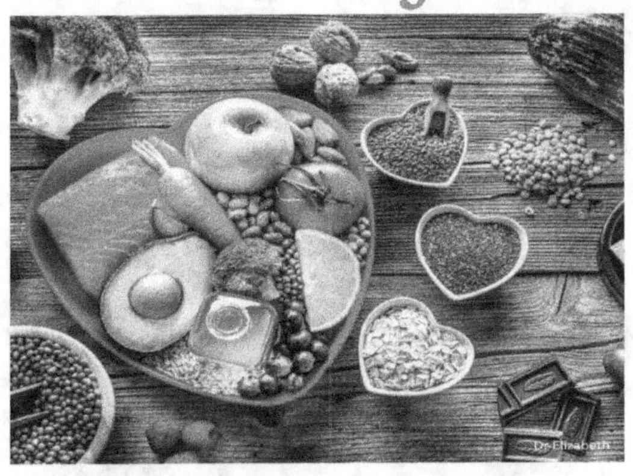

Hjärt-hälsosamma läckra recept för att förebygga, kontrollera och vända hjärtsjukdomar med servering och näringsinformation

Dr Elizabeth Williams

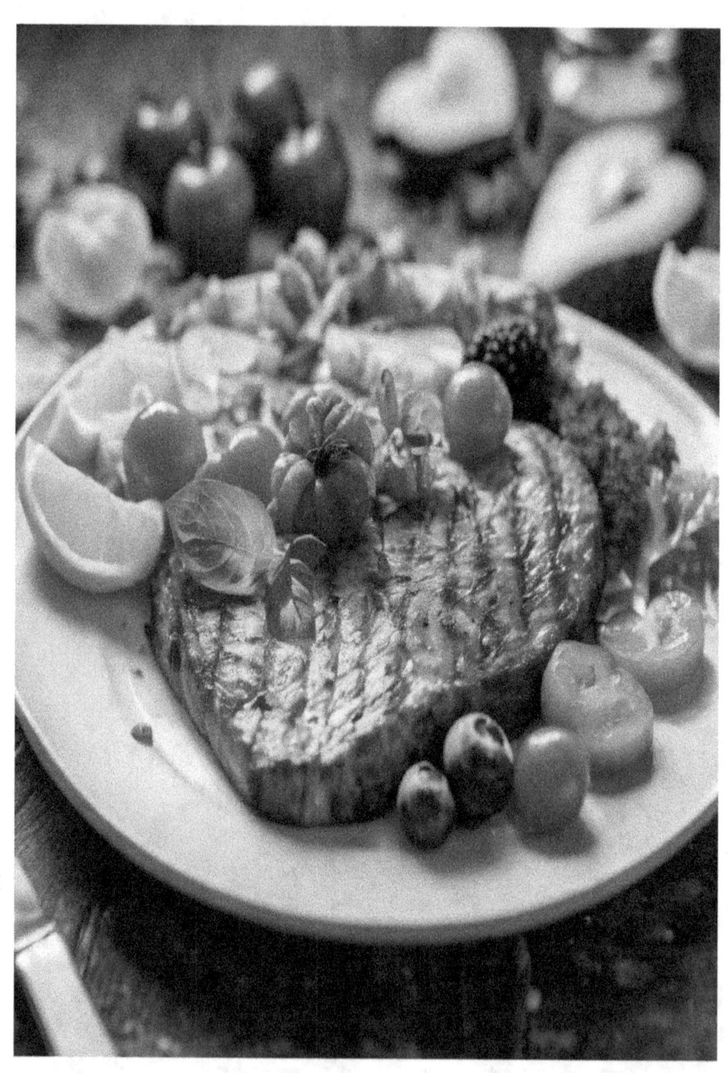

Innehållsförteckning

introduktion..**5**

Sektion 1..**8**

1.1 Förstå kranskärlssjukdom....................................8

1.2 Vikten av ett hjärta-Hälsosam kost................... 13

1.3 Tips för matinköp och måltidsplanering............ 18

1.4 Hjärta-Hälsosamma ingredienser..................... 24

1.5 Matlagningstekniker..27

14 dagars måltidsplan...31

Sektion 2..**37**

2.1 Frukostrecept..37

2.2 Lunchrecept.. 59

2.3 Middagsrecept.. 80

2.4 Hjärta-Hälsosamma sidorätter Och Snacks......99

2.5 Ljuvliga desserter för ett hjärta-Hälsosam kost.....
110

Slutsats.. **119**

Journal för att skriva måltidsplanerare................ **121**

Vi skulle alltid vara tacksamma om du kan ta en stund efter att du har läst klart att lämna oss en positiv recension på amazon.

Din recension kommer inte bara att hjälpa oss att nå en bredare publik utan det kommer också att hjälpa våra läsare att upptäcka värdet av boken.

Vi vet att din tid är värdefull så vi uppskattar verkligen din vilja att dela dina tankar med oss. Tack på förhand för din vänliga recension.

introduktion

Kranskärlssjukdom, ofta kallad "den tysta mördaren", kräver otaliga liv varje år. Det kryper in i våra artärer och minskar de vitala vägarna som förser våra hjärtan med syre och näringsämnen.

Dess utveckling är ofta smygande, med symtom som kanske inte visar sig förrän det är för sent. Detta är en sjukdom som inte känner några gränser, som drabbar både unga och gamla, och som inte visar nåd.

Men här är sanningen: att vänta på en diagnos är som att spela ett farligt hasardspel med ditt liv. Nyckeln till att bekämpa kranskärlssjukdom ligger i att förebygga, inte i att bota den när den väl har fått fäste.

Här är vad Dave hade att säga om kokboken:

" Den här kokboken kom väl till pass. Den var en livräddare. Allt tack vare recepten och guiden (särskilt portionerna och näringsinformationen för varje recept) som finns i den. Min läkare sa till mig med ett leende och jag citerar " Dave, du var tur att ha kommit över den kokboken och använt den som en guide. Du har förhindrat kranskärlssjukdom från att utvecklas ytterligare."

Dave är en lovande ung man i slutet av fyrtioårsåldern som är framgångsrik i sin karriär. Han förstår vikten av att ta sin hälsa, särskilt sitt hjärta, på allvar eftersom han inte har tidgöra en hälsosam diet. Så han sökte en guide och kom över den här kokboken "Kokbok för kranskärlssjukdom" och började använda den.

Daves berättelse är ett bevis på kraften i tidiga insatser och den roll en hjärthälsosam kost spelar för att bevara våra mest vitala organ. Han överlevde inte bara; han trivdes. Hans resa förkroppsligar själva essensen av varför vi har skapat den här kokboken, och utökar vår inbjudan till alla, oavsett om de har diagnosen eller inte.

Förebyggande är den ultimata handlingen av självkärlek. Vi uppmuntrar dig att följa Daves ledning och agera snabbt. Som det urgamla ordspråket lyder: "Förebyggande är bättre än att bota." Och det är också det mest kostnadseffektiva och fördelaktiga sättet att upprätthålla en god hälsa.

Låt oss tillsammans omfamna de läckra recepten och expertråden på dessa sidor för att säkerställa att kranskärlssjukdom är ett kapitel vi aldrig behöver skriva i vår egen hälsoberättelse. Ditt hjärta förtjänar inget mindre.

1.1 Förstå kranskärlssjukdom

Kranskärlssjukdom (CAD), även känd som kranskärlssjukdom eller aterosklerotisk hjärtsjukdom, är ett utbrett och potentiellt allvarligt tillstånd som drabbar miljontals människor över hela världen. Att förstå CAD är avgörande för dem som vill upprätthålla en hälsosam livsstil och utforska recept som är skräddarsydda för att hantera detta tillstånd.

Vad är kranskärlssjukdom?

Kranskärlssjukdom är en typ av hjärt-kärlsjukdom som främst involverar kranskärlen – de blodkärl som förser hjärtmuskeln med syre och näringsämnen.

Dessa artärer kan bli förträngda eller blockerade på grund av ackumulering av fettavlagringar, kolesterol och andra ämnen som kallas plack. Med tiden begränsar denna uppbyggnad blodflödet till hjärtat, vilket minskar tillförseln av syre, vilket kan leda till bröstsmärtor (kärlkramp) eller, i allvarliga fall, en hjärtattack.

Orsaker och riskfaktorer

Flera faktorer bidrar till utvecklingen av CAD. De primära riskfaktorerna inkluderar:

- *Åldrande*: När människor blir äldre ökar risken för CAD, särskilt efter 45 års ålder för män och 55 år för kvinnor.

- *Rökning*: Rökning skadar blodkärlen och ökar risken för CAD avsevärt.

- *Högt blodtryck*: Hypertoni kan anstränga hjärtat och orsaka skador på artärerna.

- *Högt kolesterol:* Förhöjda nivåer av LDL-kolesterol (lågdensitetslipoprotein), ofta kallat "dåligt" kolesterol, kan bidra till plackbildning.

- *Diabetes*: Okontrollerad diabetes kan skada blodkärlen och öka risken för CAD.

- *Fetma*: Övervikt kan leda till högt blodtryck, diabetes och högt kolesterol.

- *Familjehistoria*: En familjehistoria av CAD kan indikera en genetisk predisposition.

- *Fysisk inaktivitet:* Brist på motion kan leda till fetma och andra CAD-riskfaktorer.

Symtom på CAD

Vanliga symtom på CAD inkluderar:

- Bröstsmärta eller obehag (kärlkramp)
- Andnöd
- Trötthet
- Snabba eller oregelbundna hjärtslag
- Yrsel
- Illamående

Nutritionens roll i CAD-hantering

En välbalanserad kost spelar en avgörande roll för att hantera CAD. Att minska intaget av mättade fetter, transfetter och natrium samtidigt som man ökar fiberrik mat, omega-3-fettsyror och antioxidanter kan hjälpa till att sänka kolesterolet, minska inflammation och främja hjärthälsa.

En CAD-kokbok är en värdefull resurs för individer som vill hantera sitt tillstånd genom kostval. Recept utformade för hjärthälsa kan innehålla ingredienser som fullkorn, magra proteiner, frukt och grönsaker, med tonvikt på smak och näring.

Genom att förstå krångligheterna med kranskärlssjukdom och fatta välgrundade dietbeslut kan individer vidta proaktiva åtgärder för att skydda sin hjärthälsa och förbättra sin övergripande livskvalitet. En CAD-kokbok fungerar som en praktisk guide för att omfamna en hjärthälsosam livsstil genom läckra och tillfredsställande måltider

1.2 Vikten av ett hjärta-Hälsosam kost

En hjärt-hälsosam kost är inte bara ett val; det är en kraftfull sköld mot en av de vanligaste dödsorsakerna i världen – hjärtsjukdomar. Vikten av att anta och bibehålla en hjärthälsosam kost kan inte överskattas. Det är en hörnsten i kardiovaskulär hälsa och erbjuder en myriad av fördelar som sträcker sig bortom hjärtat.

1. Förebyggande av hjärtsjukdomar:

Den primära och mest övertygande anledningen till att anamma en hjärthälsosam kost är dess potential att förebygga hjärtsjukdomar. Hjärtsjukdomar omfattar tillstånd som kranskärlssjukdom, hjärtinfarkt och kongestiv hjärtsvikt.

En diet rik på hela livsmedel, magra proteiner och hjärtskyddande näringsämnen kan minska risken för att utveckla dessa tillstånd.

2. Minskning av riskfaktorer:

En hjärthälsosam kost tar itu med viktiga riskfaktorer för hjärtsjukdomar, inklusive högt blodtryck, höga kolesterolnivåer, fetma och diabetes. Genom att hantera dessa riskfaktorer kan individer avsevärt minska sina chanser att utveckla hjärtrelaterade problem.

3. Sänka kolesterolnivåer:

En diet som är låg i mättade fetter och transfetter och hög i fiber, särskilt lösliga fibrer som finns i havre, baljväxter och frukter, kan hjälpa till att sänka LDL-kolesterolnivåerna (low-density lipoprotein) – det "onda" kolesterolet som bidrar till plack uppbyggnad i artärerna.

Att sänka kolesterolet minskar risken för åderförkalkning och hjärtinfarkt.

4. Blodtryckskontroll:

Natrium är en stor bidragande orsak till högt blodtryck. En hjärthälsosam kost betonar minskningen av natrium samtidigt som den främjar kaliumrika livsmedel som frukt och grönsaker. Detta hjälper till att reglera blodtrycket, vilket minskar belastningen på hjärtat.

5. Vikthantering:

Att bibehålla en hälsosam vikt är viktigt för hjärthälsa. En balanserad kost som inkluderar portionskontroll och näringstät mat kan hjälpa till med viktkontroll, minska risken för fetma och dess associerade risker för hjärtsjukdomar.

6. Diabetesförebyggande och behandling:

En hjärthälsosam kost, särskilt en låg i tillsatta sockerarter och raffinerade kolhydrater, kan hjälpa till att förebygga typ 2-diabetes, en betydande riskfaktor för hjärtsjukdomar. För personer med diabetes är en välskött kost viktig för att förebygga komplikationer som påverkar hjärtat.

7. Antiinflammatoriska effekter:

Kronisk inflammation identifieras alltmer som en riskfaktor för hjärtsjukdomar. Många komponenter i en hjärthälsosam kost, såsom omega-3-fettsyror från fet fisk, antioxidanter från frukt och grönsaker och fullkorn, har antiinflammatoriska egenskaper som stöder hjärthälsa.

8. Övergripande kardiovaskulär hälsa:

Medan termen "hjärt-hälsosam kost" är fokuserad på hjärtat, sträcker sig dess fördelar till hela det kardiovaskulära systemet. Friska artärer, välfungerande blodkärl och optimal cirkulation spelar alla avgörande roller för den allmänna kardiovaskulära hälsan.

9. Förbättrad livskvalitet:

En kost som stöder hjärthälsa främjar välbefinnande och vitalitet. Det kan öka energinivåerna, förbättra humöret och göra det möjligt för individer att delta i fysiska aktiviteter som är avgörande för kardiovaskulär kondition.

10. Livslängd:

I slutändan bidrar en hjärthälsosam kost till ett längre och hälsosammare liv. Det minskar risken för hjärtrelaterad dödlighet och utökar möjligheten för individer att njuta av ett tillfredsställande och aktivt liv.

1.3 Tips för matinköp och måltidsplanering

Effektiv matinköp och måltidsplanering är avgörande för att upprätthålla en hjärthälsosam kost, särskilt om du har kranskärlssjukdom (CAD) eller vill förebygga hjärtsjukdomar. Här är några värdefulla tips som hjälper dig att göra näringsrika val och effektivisera din måltidsberedning:

Tips på matinköp:

- *Planera framåt*: Skapa en veckovis måltidsplan som innehåller hjärtvänliga recept. Detta kommer att vägleda din inköpslista och hjälpa dig att undvika impulsiva, mindre hälsosamma val.

- *Gör en lista:* Innan du går och handlar, lista de saker du behöver. En lista hjälper dig att hålla fokus och hindrar dig från att köpa onödiga föremål.

- *Handla omkretsen:* Färska grönsaker, magra proteiner och mejeriprodukter finns ofta runt omkretsen av de flesta livsmedelsbutiker. Tillbringa mer tid i dessa sektioner och mindre i mittgångarna, där bearbetade livsmedel ofta finns.

- *Läs matetiketter:* Var uppmärksam på näringsdeklarationer. Leta efter produkter med lägre mättade fetter och transfetter, natrium och tillsatta sockerarter. Välj alltid varor med högre fiberinnehåll.

- *Köp hela livsmedel:* Välj fullkorn, färsk frukt och grönsaker framför bearbetade och förpackade livsmedel. Hela livsmedel är naturligt låga i ohälsosamma tillsatser.

- *Fyll på med hälsosamma häftklamrar.* Förvara hjärtvänliga basvaror som brunt ris, quinoa, konserverade bönor och konserverad tonfisk eller lax i ditt skafferi. Dessa kan vara grunden för många näringsrika måltider.

- *Välj magra proteiner.* Välj magra köttbitar, fågel utan skinn och fet fisk. Tänk på växtbaserade proteiner som baljväxter och tofu.

- *Färsk vs. Fryst:* Även om färskvaror är idealiska, är frysta frukter och grönsaker bekväma och behåller sitt näringsvärde. De är bra för säkerhetskopieringsalternativ.

- *Minimera bearbetade livsmedel:* Bearbetade livsmedel innehåller ofta för mycket natrium och ohälsosamma fetter. Minska ditt intag av saker som frysta måltider, chips och sockerhaltiga mellanmål.

Tips för måltidsplanering:

- *Batch matlagning:* Koka i omgångar och förbered extra portioner. Detta kommer att spara tid och ge rester till framtida måltider.
- *Olika recept:* Inkludera en mängd hjärthälsosamma recept för att hålla måltiderna intressanta och näringsrika. Utforska olika kök och ingredienser.

- *Portionskontroll:* Var medveten om portionsstorlekar för att minimera överätande, och använd mindre rätter för att hjälpa till att reglera portionerna visuellt.

- *Balanserade tallrikar:* Sikta på att fylla halva tallriken med grönsaker, en fjärdedel med magert protein och en fjärdedel med fullkorn. Denna balans säkerställer att du får ett brett utbud av näringsämnen.

- *Snack Smart:* Välj hjärtvänliga snacks som osaltade nötter, färsk frukt eller yoghurt. Undvik sockerhaltiga och salta mellanmål.

- *Förbered frukt och grönsaker:* Tvätta, skala och hacka frukt och grönsaker så fort du kommer hem från affären. Detta gör dem lättillgängliga för snabba, hälsosamma mellanmål och måltidsförberedelser.

- *Skapa ett shoppingschema*: Planera en vanlig dag för matinköp för att säkerställa att du har färska ingredienser till hands.

- *Rådgör med en dietist*: Om du har specifika kostbehov eller medicinska tillstånd, sök vägledning från en registrerad dietist för att skapa en skräddarsydd måltidsplan.

- *Flexibel meny:* Var öppen för att anpassa din måltidsplan om du har oväntade händelser eller förändringar i ditt schema. Det är viktigt att ha reservalternativ för snabba och hälsosamma måltider.

Genom att följa dessa tips för matinköp och måltidsplanering kan du förenkla processen med att göra hjärthälsosamma matval och skapa en hållbar rutin som stöder din hjärthälsa och ditt allmänna välbefinnande.

1.4 Hjärta-Hälsosamma ingredienser

Frukt och bär:

- Bär (blåbär, jordgubbar, hallon)
- Äpplen
- Citrusfrukter (apelsiner, grapefrukter)
- Bananer
- Päron

Grönsaker:

- Bladgrönt (spenat, grönkål, mangold)
- Tomater
- Broccoli
- Morötter
- paprika

Fullkorn:

- Havre
- Quinoa
- brunt ris

- Fullkornspasta
- Korn

Magra proteiner:

- Skinnfritt fjäderfä (kyckling, kalkon)
- Fet fisk (lax, makrill, sardiner)
- Baljväxter (bönor, linser)
- Tofu

Nötter och frön:

- Mandel
- Valnötter
- Chiafrön
- Linfrön
- Pumpafrön

Hälsosamma fetter:

- Olivolja
- Avokado
- Nötter (med måtta)
- Fet fisk

***Mejeri och mejerialternativ*:**

- Låg fetthalt yoghurt
- Lättmjölk
- Mandelmjölk
- Jag är mjölk

Örter och kryddor:

- Vitlök
- Gurkmeja
- Kanel
- Ingefära
- Oregano

Sötningsmedel:

- Honung (med måtta)
- Lönnsirap (med måtta)
- Stevia

***Drycker*:**

- Grönt te
- Vatten
- Färsk fruktjuice (med måtta)
- Örtteer

Kom ihåg att en hjärthälsosam kost vanligtvis fokuserar på att minska mättade fetter, transfetter och natrium samtidigt som man betonar fibrer, antioxidanter och omega-3-fettsyror. Rådgör alltid med en sjukvårdspersonal eller en nutritionist för personliga kostrekommendationer.

1.5 Matlagningstekniker

Att använda hjärthälsosamma matlagningstekniker är avgörande när man lagar måltider för individer med kranskärlssjukdom. Dessa metoder hjälper till att minska intaget av mättade fetter och transfetter samtidigt som matens näringsvärde bibehålls. Här är några hjärthälsosamma matlagningstekniker:

- **Bakning**: Bakning gör att du kan laga mat utan att tillsätta för mycket fett. Använd non-stick formar, bakmattor av silikon eller bakplåtspapper för att förhindra att den fastnar.

- **Grillning**: Grillning är ett utmärkt sätt att laga magra proteiner som kyckling, fisk och grönsaker utan att behöva tillsätta fett. Marinera med hjärtvänliga ingredienser för smak.

- **Ångande**: Ångande grönsaker och skaldjur behåller sina näringsämnen och naturliga smaker. Använd en ångkorg över kokande vatten eller investera i en elektrisk ångbåt.

- **Stekning**: Rosta grönsaker och magert kött med en klick olivolja och örter kan förbättra smaken utan överflödigt fett.

- **Tjuvjakt**: Pochering är en metod där mat försiktigt puttras i vatten eller buljong. Den är perfekt för att laga känsliga proteiner som fisk och kyckling.

- **Sautering**: Använd en liten mängd hjärtvänlig olja (t.ex. oliv- eller rapsolja) och kokkärl med non-stick för att sautera grönsaker eller magert kött. Håll värmen måttlig för att förhindra överhettning av oljan.

- **Woka**: Wokning är processen att snabbt tillaga ingredienser eller mat i en liten mängd olja. Välj magra proteiner och massor av grönsaker och använd en non-stick wok eller panna.

- **Gassande**: På samma sätt som att grilla, tillagas maten snabbt och utan att tillsätta extra fett. Tänk på avståndet mellan maten och broilern för att förhindra att den bränns.

- **Mikrovågsugn**: Mikrovågsugn kan vara ett snabbt och hälsosamt sätt att laga eller värma mat, eftersom det ofta inte kräver några extra fetter. Använd mikrovågssäkra behållare.

- **Långsam matlagning:** Slow cookers är utmärkta för att tillaga hjärtvänliga soppor, grytor och andra rätter som kan tillagas långsamt med minimalt med tillsatt fett.

- **Blandning och puré:** Skapa hjärtvänliga soppor och smoothies genom att blanda ingredienser som frukt, grönsaker och yoghurt med låg fetthalt.

- **Rivning och rivning**: Riv grönsaker som zucchini och morötter för att lägga till recept för fukt och näringsämnen utan överflödigt fett.

Kom ihåg att att använda örter, kryddor och kryddor med låg natriumhalt kan ge smak till dina rätter utan att förlita sig på överdrivet salt eller ohälsosamma fetter. Det är viktigt att vara uppmärksam på matlagningsteknikerna och ingredienserna du använder för att skapa läckra, hjärtvänliga måltider.

14 dagars måltidsplan

Dag 1:

Frukost: Havregryn med färska bär och ett stänk hackade nötter.

Lunch: Grillad kycklingsallad med blandat grönt och balsamvinägrett.

Middag: Ugnsbakad lax med ångad broccoli och quinoa.

Dag 2:

Frukost: Grekisk yoghurt och skivade bananer.med honung

Lunch: Fullkornsomslag med hummus, blandade grönsaker och mager kalkon.

Middag: Quinoa och grönsaksröra med tofu.

Dag 3:

Frukost: Äggröra med spenat och tomater.

Lunch: Linssoppa med fullkornsbröd.

Middag: Grillad grönsakswrap med hummus.

Dag 4:

Frukost: Helvete toast med avokado och pocherade ägg.

Lunch: Spenat och svamp äggvita röra.

Middag: Kalkonköttbullar med fullkornspasta och marinarasås.

Dag 5:

Frukost: Blåbärs chiapudding med mandel.

Lunch: Medelhavsquinoaskål med grillad kyckling.

Middag: Bakad tofu med asiatisk-inspirerad glasyr och ångad broccoli.

Dag 6:

Frukost: Avokadotoast med rökt lax och körsbärstomater.

Lunch: Quinoasallad med rostade kikärtor och citronvinägrett.

Middag: Grillad kycklingsallad med blandat grönt.

Dag 7:

Frukost: Kraftfull smoothie med spenat, banan och mandelmjölk.

Lunch: Brunt ris med linser och grönsakscurry.

Middag: Sallad Niçoise med tonfisk och hjärthälsosamma fetter.

Dag 8:

Frukost: Havrekakor med russin och nötter.

Lunch: Grillad tofu med brunt ris och ångad broccoli.

Middag: Medelhavssallad med fetaost och oliver.

Dag 9:

Frukost: Bakade äppelchips med kanel.

Lunch: Vegetarisk chili med fullkorn och bönor.

Middag: Grillat kycklingbröst med örtskorpor med ångade grönsaker.

Dag 10:

Frukost: Mörk choklad och bärparfait.

Lunch: Rostade rotfrukter med örter.

Middag: Pocherad lax med citron och dill.

Dag 11:

Frukost: Ångad broccoli med vitlök och citron.

Lunch: Färgglad fruktsallad med honungslimedressing.

Middag: Hemlagad hummus med helvete pitabröd.

Dag 12:

Frukost: Linssoppa med grönsaker och örter.

Lunch: Grillad kycklingsallad med blandat grönt.

Middag: Kalkonköttbullar med fullkornspasta.

Dag 13:

Frukost: Bakad tofu med asiatisk-inspirerad glasyr.

Lunch: Sallad Niçoise med tonfisk och hjärthälsosamma fetter.

Middag: Medelhavsquinoaskål med grillad kyckling.

Dag 14:

Frukost: Färgglad fruktsallad med honungslimedressing.

Lunch: Hemlagad hummus med helvete pitabröd.

Middag: Bakade äppelchips med kanel.

Kom ihåg att dricka mycket vatten under dagen och överväg hälsosamma mellanmål som osaltade nötter eller färsk frukt när det behövs. Justera portionsstorlekar och ingredienser efter behov för dina kostpreferenser och begränsningar.

Obs: Näringsvärdena kan ändras beroende på specifika ingredienser och portionsstorlekar. Justera mängder och ingredienser efter behov för kostpreferenser och restriktioner.

2.1 Frukostrecept

Havregrynsgröt med färska bär

Ingredienser:
- 1 kopp havregryn
- 2 koppar vatten
- 1/2 kopp färska blandade bär (jordgubbar, blåbär, hallon, etc.)
- 1 msk honung eller lönnsirap (valfritt)
- 1/4 kopp mjölk (mejeri eller växtbaserad, enligt önskemål)
- 1/4 tsk vaniljextrakt (valfritt)

*Portioner: Detta recept ger 2
portioner.*

Instruktioner:

- Koka upp två koppar vatten i en kastrull
- Rör ner 1 kopp havregryn och sänk värmen till en sjud. Koka havren i ca 5 min, eller tills den når önskad konsistens. Rör om då och då för att förhindra att den fastnar.
- Medan havren kokar, tvätta och förbered 1/2 kopp färska blandade bär.
- När havren är kokt, ta bort dem från värmen och tillsätt 1/4 kopp mjölk (mer eller mindre till önskad krämighet) och 1/4 tesked vaniljextrakt om så önskas. Blanda väl.
- Servera havregrynen i två skålar. Toppa varje servering med de färska blandade bären och ringla

1/2 msk honung eller lönnsirap (om så önskas) över varje skål.

Näringsinformation (ungefärlig per portion):

- Kalorier: 250-300
- Protein: 7-8 gram
- Kolhydrater: 45-50 gram
- Fiber: 6-7 gram
- Sockerarter: 10-15 gram (kan variera beroende på sötma på bär och tillsatt sötningsmedel)
- Fett: 4-5 gram

Helvetepannkakor med fruktkompott

Ingredienser:
- 1 kopp fullkornsmjöl
- 1 matsked socker
- 1 tsk bakpulver
- 1/2 tsk bakpulver
- 1/4 tsk salt

- 1 kopp kärnmjölk
- 1 ägg
- 2 msk smält smör
- 1 tsk vaniljextrakt

Till fruktkompotten:

- 1 kopp blandad frukt (t.ex. bär, persikor eller äpplen), 1 msk socker och en skvätt citronsaft.

Portioner: Detta recept ger 2-3 portioner.

Instruktioner:

- I en blandningsskål, kombinera 1 kopp fullkornsmjöl, 1 msk socker, 1 tsk bakpulver, 1/2 tsk bakpulver och 1/4 tsk salt.
- I en separat skål, vispa ihop 1 kopp kärnmjölk, 1 ägg, 2 msk smält smör och 1 tsk vaniljextrakt.
- Blanda de våta och torra ingredienserna tills de är helt blandade. Blanda inte för mycket; att ha några klumpar är bra.

- Värm en lätt smord stekpanna eller non-stick panna på medelvärme.
- Häll 1/4 kopp portioner av smeten på grillen för att göra pannkakor. Koka tills det uppstår bubblor på ytan, vänd sedan och fortsätt koka tills de är gyllenbruna.
- Till fruktkompott, i en liten kastrull, kombinera 1 kopp blandad frukt, 1 matsked socker och en kläm citronsaft. Sjud i några minuter tills frukten mjuknar och en sirap bildas.
- Servera pannkakorna med fruktkompotten.

Näringsinformation (ungefärlig per portion):
- Kalorier: 250-300
- Protein: 7-8 gram
- Kolhydrater: 40-45 gram
- Fiber: 4-5 gram
- Sockerarter: 10-12 gram

- Fett: 7-8 gram

Veggieomelett med fullkornsrostat bröd

Ingredienser:
- 2 ägg
- 1/4 kopp tärnad paprika
- 1/4 kopp tärnad lök
- 1/4 kopp skivad svamp
- 1/4 kopp spenatblad
- Salta och peppra efter smak
- 2 skivor fullkornsrostat bröd

Portioner: Detta recept ger 1 portion.

Instruktioner:
- Vispa 2 ägg i en skål. Krydda med salt och peppar.

- Värm en non-stick panna på medelvärme. Tillsätt lite matlagningsspray eller olja.

- Tillsätt tärnad paprika, lök och skivad svamp i pannan. Fräs tills de blivit mjuka.
- Tillsätt spenatblad i pannan och koka tills de vissnat.
- Häll de vispade äggen över de sauterade grönsakerna. Koka tills äggen stelnat.
- Vik omeletten på mitten och lägg den åt sidan på en tallrik
- Lägg till två skivor fullkornsrostat bröd i skålen.

Näringsinformation (ungefärlig per portion):

- Kalorier: 300-350
- Protein: 20-25 gram
- Kolhydrater: 30-35 gram
- Fiber: 5-7 gram
- Sockerarter: 5-7 gram
- Fett: 12-15 gram

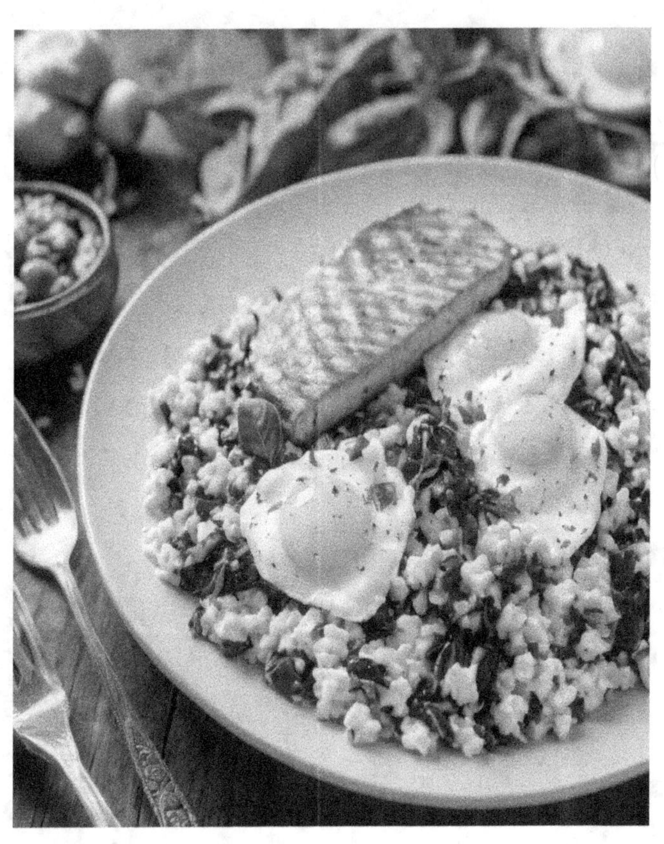

Spenat och svamp äggvita

Ingredienser:
- 4 äggvitor
- 1 dl färsk spenat
- 1/2 kopp skivad svamp
- Salta och peppra efter smak
- Matlagningsspray eller lite olivolja

Portioner: Detta recept ger 1 portion.

Instruktioner:
- Värm en non-stick stekpanna på medelvärme och täck den lätt med matlagningsspray eller en skvätt olivolja.
- Tillsätt 1/2 kopp skivad svamp i stekpannan och fräs tills de börjar få färg.
- Tillsätt 1 dl färsk spenat i stekpannan och koka tills den vissnar.

- Vispa 4 äggvitor i en skål. Häll dem över spenaten och svampen i stekpannan.
- Koka, rör om då och då, tills äggvitan stelnat men fortfarande är fuktig.
- Krydda med salt och peppar efter smak.
- Servera krämen på ett fat.

Näringsinformation (ungefärlig per portion):
- Kalorier: 100-120
- Protein: 20-25 gram
- Kolhydrater: 4-6 gram
- Fiber: 1-2 gram
- Sockerarter: 2-3 gram
- Fett: 0-1 gram

Fullkorns Bananbröd med mandelsmör

Ingredienser:

- 2 mogna bananer, mosade
- 1/4 kopp mandelsmör
- 1/4 kopp honung eller lönnsirap
- 1/4 kopp osötad äppelmos
- 1 tsk vaniljextrakt
- 1 1/2 dl fullkornsmjöl
- 1 tsk bakpulver
- 1/2 tsk salt
- Matlagningsspray eller lite olja för att smörja pannan

Portioner: Detta recept ger cirka 8 skivor.

Instruktioner:

- Värm ugnen till 350°F (175°C).
- I en skål, kombinera 2 mosade bananer, 1/4 kopp mandelsmör, 1/4 kopp honung eller lönnsirap,

1/4 kopp osötad äppelmos och 1 tsk vaniljextrakt.

- Blanda 1 1/2 koppar fullkornsvetemjöl, 1 tsk bakpulver och 1/2 tsk salt i en annan skål.
- Blanda de våta och torra ingredienserna tills de är helt blandade.
- Häll smeten i en oljad brödform.
- Grädda i ca 45-50 minuter eller tills en tandpetare som sticks in i mitten kommer ut ren.
- Låt svalna, skiva sedan och njut.

Näringsinformation (ungefärlig per portion, 1 skiva):
- Kalorier: 150-200
- Protein: 4-5 gram
- Kolhydrater: 25-30 gram
- Fiber: 3-4 gram
- Sockerarter: 10-15 gram
- Fett: 6-8 gram

Avokadotoast med rökt
Lax och körsbärstomater

Ingredienser:

- 2 skivor fullkornsbröd
- 1 mogen avokado
- 2 oz rökt lax
- 1/2 dl körsbärstomater, halverade
- Salta och peppra efter smak
- *Valfritt: citronsaft och röd paprikaflingor för extra smak*

Portioner: Detta recept ger 2 portioner.

Instruktioner:

- Rosta 2 skivor fullkornsbröd till önskad nivå av färdighet.
- Medan brödet rostar halverar du körsbärstomaterna och ställer åt sidan
- Ta bort avokadons grop genom att dela den på mitten och häll sedan ner fruktköttet i en skål. Tillsätt

en nypa salt och peppar och mosa sedan med en gaffel. Tillsätt en skvätt citronsaft om du vill ha mer smak.

- När brödet är rostat, fördela den mosade avokadon jämnt på båda skivorna.
- Toppa varje skiva med 1 oz rökt lax.
- Garnera med de halverade körsbärstomaterna och röd paprikaflingor om så önskas.
- Smaka av med ytterligare salt och peppar om det behövs.

- Servera och njut av din avokadotoast med rökt lax och körsbärstomater

Näringsinformation (ungefärlig per portion, 1 skiva):
- Kalorier: 250-300
- Protein: 12-15 gram
- Kolhydrater: 20-25 gram

- Fiber: 6-8 gram
- Sockerarter: 2-4 gram
- Fett: 14-17 gram

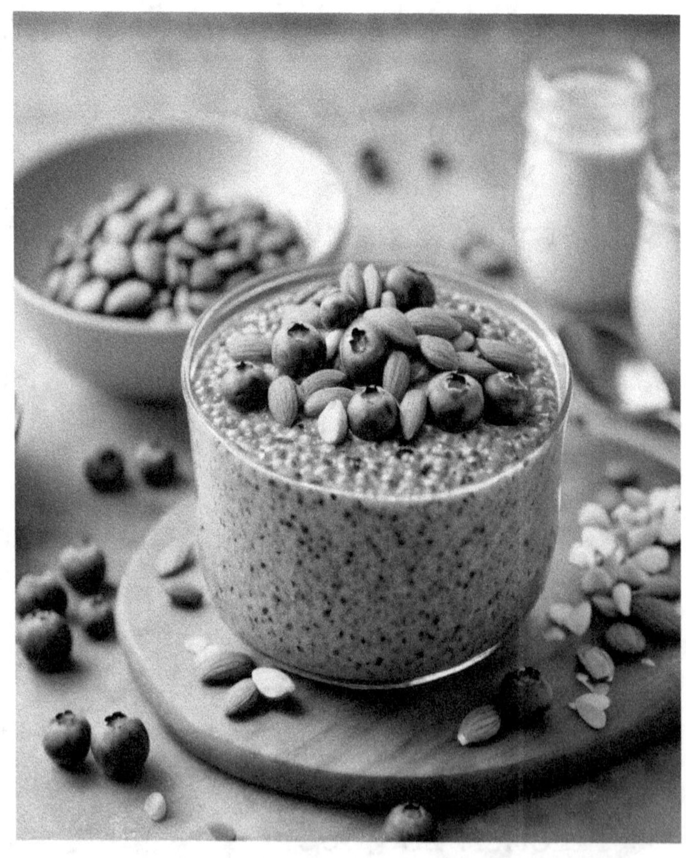

Blåbär Chia Pudding med mandel

Ingredienser:

- 1/4 kopp chiafrön
- 1 dl mandelmjölk
- 1/2 kopp färska eller frysta blåbär
- 1 msk honung eller lönnsirap (valfritt)
- 2 msk skivad mandel

Portioner: Detta recept ger 1 portion.

Instruktioner:

- I en skål, kombinera 1/4 kopp chiafrön och 1 kopp mandelmjölk. Tillsätt eventuellt 1 matsked honung eller lönnsirap för sötma. Blanda väl.
- Tillsätt 1/2 kopp färska eller frysta blåbär till chiablandningen. Rör om så att blåbären fördelas jämnt.

- Täck skålen och ställ i kylen i minst 2-3 timmar eller över natten så att chiafröna får absorbera vätskan och tjockna.
- Innan servering toppar du chiapuddingen med 2 matskedar skivad mandel.

Näringsinformation (ungefärlig per portion):

- Kalorier: 300-350
- Protein: 8-10 gram
- Kolhydrater: 30-35 gram
- Fiber: 15-20 gram
- Sockerarter: 10-15 gram (varierar beroende på tillsatt sötningsmedel)
- Fett: 18-20 gram

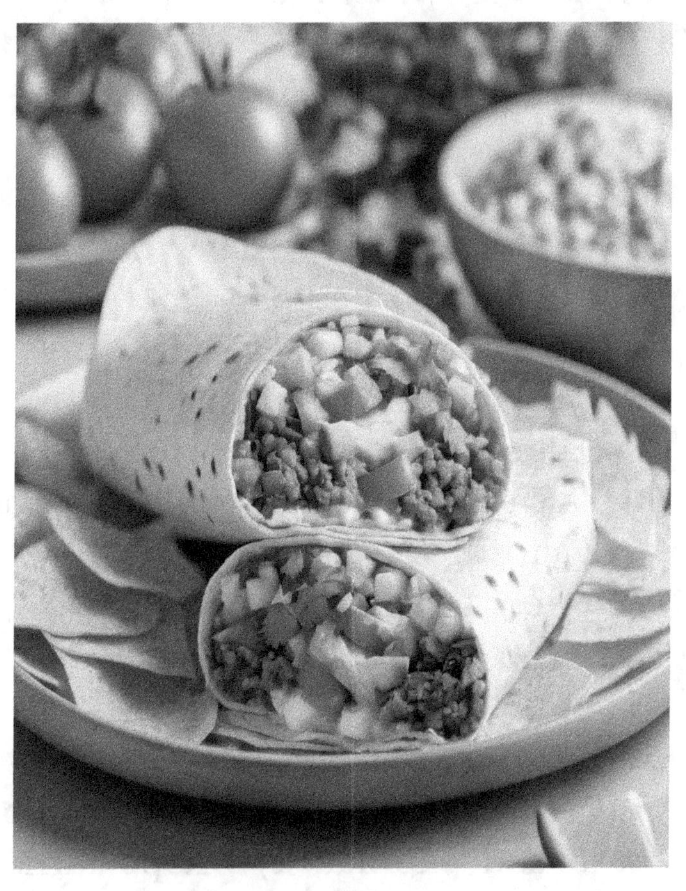

Vegetarisk frukostburrito med fullkornstortilla

Ingredienser:

- 2 fullkornstortillas
- 4 stora ägg
- 1/2 kopp tärnad paprika
- 1/2 kopp tärnad lök
- 1/2 kopp skivad svamp
- Salta och peppra efter smak
- Salsa och avokado till garnering (valfritt)

Portioner: Detta recept gör 2 frukostburritos.

Instruktioner:

- I en stekpanna, fräs 1/2 kopp tärnad paprika, 1/2 kopp tärnad lök och 1/2 kopp skivad svamp tills de är mjuka.

- Vispa 4 stora ägg i en separat skål. Krydda med salt och peppar.

- Häll de vispade äggen i stekpannan med de sauterade grönsakerna och koka tills äggen är rörda.
- Värm 2 fullkornstortillas i en torr stekpanna eller mikrovågsugn.
- Fördela äggröran och grönsaksblandningen jämnt mellan tortillorna.
- Lägg eventuellt till salsa och avokado för garnering.
- Rulla ihop tortillorna till burritos.
- Servera och njut

Näringsinformation (ungefärlig per burrito):
- Kalorier: 300-350
- Protein: 15-20 gram
- Kolhydrater: 30-35 gram
- Fiber: 5-7 gram
- Sockerarter: 3-5 gram
- Fett: 15-18 gram

Kraftfulla Smoothies

Ingredienser:

- 1 kopp bladgrönsaker (t.ex. spenat eller grönkål)
- 1/2 kopp grekisk yoghurt eller en växtbaserad ersättning
- 1/2 dl frysta blandade bär
- 1 mogen banan
- 1 msk chiafrön
- 1 msk honung eller lönnsirap (valfritt)
- 1 dl vatten, mandelmjölk eller önskad vätska

Portioner: Detta recept gör vanligtvis en portion.

Instruktioner:

- Tillsätt 1 kopp bladgrönt, 1/2 kopp grekisk yoghurt eller ett växtbaserat alternativ, 1/2 kopp frysta blandade bär, 1 mogen banan, 1 matsked chiafrön och valfritt sötningsmedel till en mixer.

- Häll i 1 kopp av önskad vätska (vatten, mandelmjölk, etc.).
- Mixa tills det är slätt och krämigt. Du kan tillsätta mer vätska om blandningen är för tjock.
- Häll upp smoothien i ett glas och njut av din kraftfulla smoothie!

Näringsinformation (ungefärlig per portion):

- Kalorier: 300-350
- Protein: 15-20 gram
- Kolhydrater: 40-45 gram
- Fiber: 8-10 gram
- Sockerarter: 20-25 gram (varierar beroende på sötningsmedel)
- Fett: 8-10 gram

Grillad kycklingsallad med blandat grönt

Ingredienser:
- 2 benfria, skinnfria kycklingbröst
- 4 koppar blandat grönt, som ruccola, spenat och sallad
- 1 dl körsbärstomater, halverade
- 1/2 gurka, skivad
- 1/4 rödlök, tunt skivad
- 2 matskedar olivolja
- 2 msk balsamvinäger
- Salta och peppra efter smak

Portioner: Detta recept ger vanligtvis 2 portioner.

Instruktioner:
- Krydda 2 benfria, skinnfria kycklingbröst med salt och peppar.

- Hetta upp en grill eller grillpanna på medelhög värme och grilla kycklingen ca 6-8 minuter per sida eller tills den är genomstekt.
- Medan kycklingen grillas, montera ihop salladen. I en stor skål, kombinera 4 koppar blandade gröna, 1 kopp halverade körsbärstomater, 1/2 skivad gurka och 1/4 tunt skivad rödlök.
- I en liten skål, vispa ihop 2 matskedar olivolja och 2 matskedar balsamvinäger för att göra dressingen.
- När kycklingen är färdig ställ den åt sidan i några minuter innan du skivar den.
- Dela salladen mellan två tallrikar, toppa med den grillade kycklingen och ringla dressingen över salladen.
- Servera och njut.

Näringsinformation (ungefärlig per portion):

- Kalorier: 300-350
- Protein: 30-35 gram
- Kolhydrater: 10-15 gram
- Fiber: 3-5 gram
- Sockerhalt: 5-7 gram
- Fett: 15-20 gram

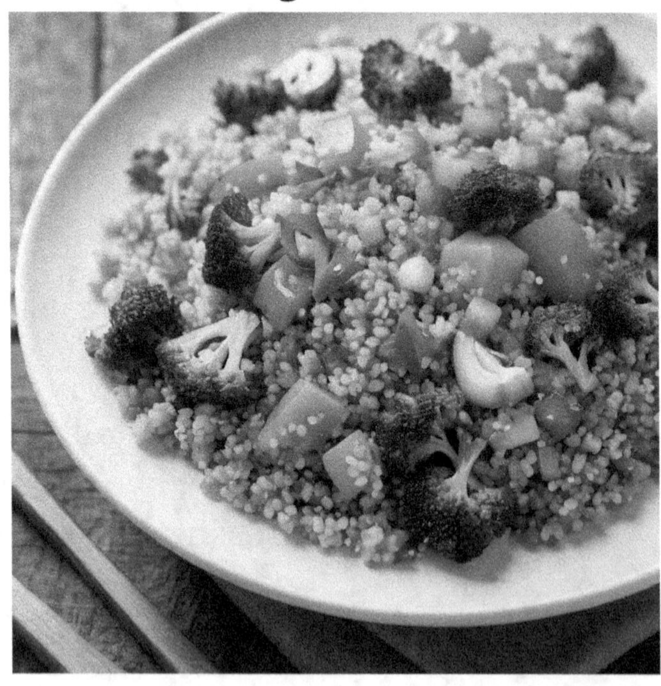

Quinoa och grönsaksröra

Ingredienser:

- 1 kopp quinoa
- 2 dl vatten eller grönsaksbuljong
- 2 koppar blandade grönsaker som paprika, broccoli, morötter
- 2 msk sojasås eller tamari
- 1 msk sesamolja
- 1 vitlöksklyfta, finhackad
- 1/2 tsk ingefära, finhackad
- Valfritt: röda paprikaflingor för extra värme

Portioner: Detta recept ger vanligtvis 4 portioner.

Instruktioner:

- 1 kopp quinoa ska sköljas i kallt vatten.
- I en gryta, kombinera den sköljda quinoan med 2 koppar vatten eller grönsaksbuljong. Koka upp, sänk sedan värmen, täck över och låt

sjuda i cirka 15-20 minuter eller tills vätskan absorberats.

- Medan quinoan kokar, förbered grönsakerna. Skiva 2 koppar blandade grönsaker.

- Värm en matsked sesamolja i en stor panna eller wok. Tillsätt 1 hackad vitlöksklyfta och 1/2 tsk hackad ingefära. Fräs i ca 30 sekunder.

- Tillsätt de skivade grönsakerna och fräs i cirka 5-7 minuter eller tills de är mjuka men fortfarande knapriga.

- När quinoan och grönsakerna är klara, kombinera dem i pannan.

- Tillsätt 2 matskedar sojasås (eller tamari) och valfria röda paprikaflingor för extra värme. Stek i ytterligare 2-3 min för att värma igenom allt.

- Servera och njut av din quinoa och grönsaksröra.

Näringsinformation (ungefärlig per portion):

- Kalorier: 250-300
- Protein: 8-10 gram
- Kolhydrater: 40-45 gram
- Fiber: 5-7 gram
- Sockerarter: 3-5 gram
- Fett: 5-7 gram

Linssoppa med fullkornsbröd

Ingredienser:

- 1 kopp torkade gröna eller bruna linser
- 6 dl vatten eller grönsaksbuljong
- 2 morötter, tärnade
- 2 stjälkselleri, tärnade
- 1 lök, tärnad
- 2 vitlöksklyftor, hackade
- 1 tsk spiskummin
- Salta och peppra efter smak
- Fullkornsbröd till servering

**Portioner: Detta recept ger vanligtvis
4 portioner.**

Instruktioner:

- Skölj 1 kopp torkade linser under kallt vatten.
- I en stor gryta, kombinera linser, 6 dl vatten eller grönsaksbuljong, 2 tärnade morötter, 2 tärnade selleristjälkar, 1 tärnad lök och 2 hackade vitlöksklyftor.
- Krydda med 1 tsk spiskummin, salt och peppar efter smak.
- Koka upp blandningen, sänk sedan värmen, täck över och låt sjuda i cirka 25-30 minuter eller tills linserna och grönsakerna är mjuka.
- Servera linssoppan med fullkornsbröd till doppning.

Näringsinformation (ungefärlig per portion, utan bröd):

- Kalorier: 250-300
- Protein: 15-20 gram
- Kolhydrater: 40-45 gram
- Fiber: 15-20 gram
- Sockerarter: 5-7 gram
- Fett: 1-2 gram

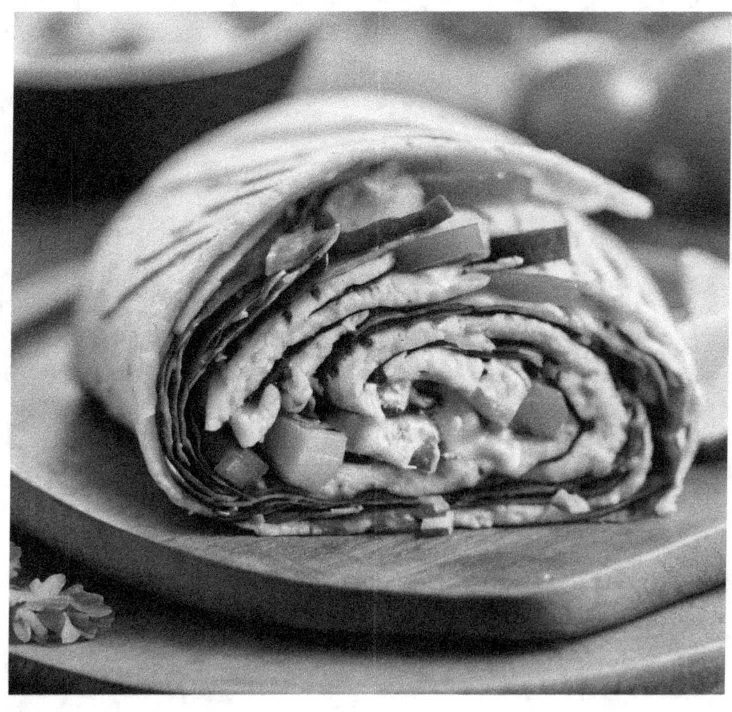

Grillad grönsakswrap med hummus

Ingredienser:
- 2 fullkornstortillas
- 2 koppar blandade grillade grönsaker (t.ex. paprika, zucchini, aubergine)
- 1/2 kopp hummus
- Salta och peppra efter smak

Portioner: Detta recept gör vanligtvis 2 wraps.

Instruktioner:
- Grilla 2 koppar blandade grönsaker (t.ex. paprika, zucchini, aubergine) tills de är möra och har grillmärken.
- Medan grönsakerna grillar, värm 2 fullkornstortillas.
- När grönsakerna är klara kryddar du dem med salt och peppar.

- Bred ut en kvarts kopp hummus på varje tortilla.
- Lägg hälften av de grillade grönsakerna på varje tortilla.
- Rulla ihop tortillorna till wraps.
- Servera och njut av din grillade grönsakswrap med hummus.

Näringsinformation (ungefärlig per inpackning):

- Kalorier: 250-300
- Protein: 8-10 gram
- Kolhydrater: 40-45 gram
- Fiber: 8-10 gram
- Sockerarter: 3-5 gram
- Fett: 8-10 gram

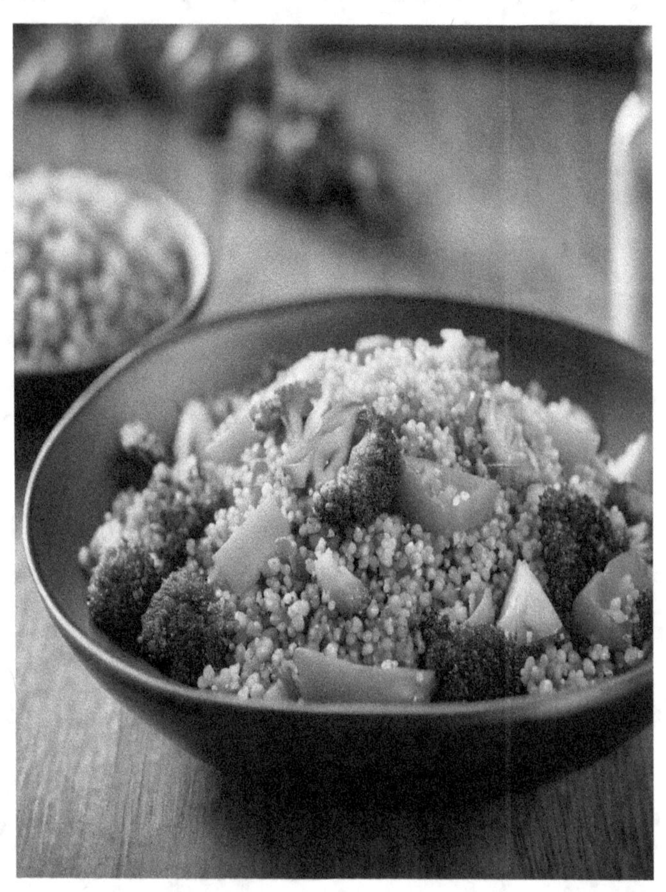

Quinoasallad med rostad Kikärter och citronvinägrett

Ingredienser:

- 1 kopp quinoa
- 2 dl vatten eller grönsaksbuljong
- 1 burk (425 gram) kikärter, avrunna och sköljda
- 2 matskedar olivolja
- Salta och peppra efter smak
- Skal och saft av 1 citron
- 1/4 kopp hackad färsk persilja
- 1/4 kopp hackad rödlök
- *Valfritt: tärnad gurka och körsbärstomater för extra fräschör*

Portioner: Detta recept ger vanligtvis 4 portioner.

Instruktioner:

- 1 kopp quinoa ska sköljas i kallt vatten.
- I en gryta, kombinera den sköljda quinoan med 2 koppar vatten eller

grönsaksbuljong. Koka upp, sänk sedan värmen och låt sjuda i cirka 15-20 minuter eller tills vätskan absorberats.

- Medan quinoan tillagas, förvärm ugnen till 400°F (200°C).
- I en skål, släng de avrunna och sköljda kikärtorna med 2 matskedar olivolja, salt och peppar.
- Bred ut kikärtorna på en plåt och rosta i ca 20-25 minuter eller tills de är krispiga.
- Med en gaffel, fluffa den kokta quinoan och låt den svalna.
- I en separat skål gör du citronvinägretten genom att vispa ihop skalet och saften av 1 citron.
- I en stor skål, kombinera den kokta quinoan, rostade kikärtorna, hackad färsk persilja och hackad rödlök.

- Ringla citronvinägretten över salladen och blanda ihop.
- Lägg eventuellt till tärnad gurka och körsbärstomater för extra fräschör.
- Servera och njut.

Näringsinformation (ungefärlig per portion):

- Kalorier: 350-400
- Protein: 12-15 gram
- Kolhydrater: 50-55 gram
- Fiber: 10-12 gram
- Sockerarter: 3-5 gram
- Fett: 10-12 gram

Helvete Tortilla Wrap med kalkon och avokado

Ingredienser:

- 2 fullkornstortillas
- 8 oz skivat kalkonbröst
- 1 mogen avokado, skivad
- 1/2 dl salladsblad

- 1/2 kopp skivad röd paprika
- 2 matskedar majonnäs med låg fetthalt
- Salta och peppra efter smak

Portioner: Detta recept gör vanligtvis 2 wraps.

Instruktioner:

- Lägg ut 2 fullkornstortillas.
- Bred ut 1 matsked magonnäs på varje tortilla.
- Lägg 4 oz skivat kalkonbröst på varje tortilla.
- Lägg till 1/2 mogen avokado, skivad, på varje tortilla.
- Toppa med 1/4 kopp salladsblad och 1/4 kopp skivad röd paprika på varje tortilla.
- Krydda med salt och peppar efter smak.
- Rulla ihop tortillorna till wraps.
- Servera och njut av din kalkon- och avokadowrap med fullkornstortilla!

Näringsinformation (ungefärlig per inpackning):

- Kalorier: 350-400
- Protein: 20-25 gram
- Kolhydrater: 30-35 gram
- Fiber: 8-10 gram
- Sockerarter: 3-5 gram
- Fett: 15-18 gram

Medelhavssallad med fetaost och oliver

Ingredienser:

- 4 koppar blandat grönt, som ruccola, spenat och sallad
- 1/2 dl körsbärstomater, halverade
- 1/4 kopp skivad gurka
- 1/4 kopp skivad rödlök
- 1/4 kopp Kalamata oliver
- 2 uns fetaost, smulad
- 2 matskedar extra virgin olivolja
- 1 msk rödvinsvinäger
- Salta och peppra efter smak

Portioner: Detta recept ger vanligtvis 2 portioner.

Instruktioner

- I en stor skål, kombinera 4 koppar blandade grönsaker, 1/2 kopp halverade körsbärstomater, 1/4 kopp skivad gurka, 1/4 kopp skivad rödlök och 1/4 kopp Kalamata-oliver.
- Smula 2 oz fetaost ovanpå salladen.
- I en liten skål, vispa ihop 2 matskedar extra virgin olivolja och 1 matsked rödvinsvinäger för att skapa dressingen.
- Ringla dressingen över salladen.
- Krydda med salt och peppar efter smak.
- Kasta salladen för att blanda ingredienserna.
- Servera och njut.

Näringsinformation (ungefärlig per portion):

- Kalorier: 250-300
- Protein: 7-9 gram
- Kolhydrater: 10-12 gram
- Fiber: 3-5 gram
- Sockerarter: 4-6 gram
- Fett: 18-20 gram

Linser och grönsakscurry med brunt ris

Ingredienser:

- 1 kopp brunt ris
- 1 kopp torkade bruna eller gröna linser
- 4 dl vatten eller grönsaksbuljong
- 2 koppar blandade grönsaker (t.ex. paprika, broccoli, morötter)
- 1 burk (14 oz) tärnade tomater
- 1 burk (14 oz) kokosmjölk
- 2 msk currypulver
- Salta och peppra efter smak

*Portioner: Detta recept ger vanligtvis
4 portioner.*

Instruktioner:

- 1 kopp brunt ris ska sköljas i kallt vatten.
- Kombinera det sköljda bruna riset i en gryta med 2 dl vatten eller grönsaksbuljong. Koka upp, sänk sedan värmen, täck över och låt sjuda i cirka 45-50 minuter eller tills riset är kokt.
- Medan riset kokar, skölj 1 kopp torkade bruna eller gröna linser.
- I en separat gryta, kombinera de sköljda linserna med 2 koppar vatten eller grönsaksbuljong. Koka upp, sänk sedan värmen, täck över och låt sjuda i cirka 25-30 minuter eller tills linserna är mjuka.
- Medan riset och linserna kokar, förbered de blandade grönsakerna

(t.ex. paprika, broccoli, morötter) genom att hacka dem.

- I en stor panna, kombinera de blandade grönsakerna, 1 burk tärnade tomater och 1 burk kokosmjölk.
- Tillsätt 2 matskedar currypulver, salt och peppar efter smak.
- Sjud grönsaksblandningen tills grönsakerna är mjuka och curryn är välsmakad.
- När riset och linserna är färdiga, servera dem tillsammans med grönsakscurryn och njut.

Näringsinformation (ungefärlig per portion, utan ris):
- Kalorier: 300-350
- Protein: 10-12 gram
- Kolhydrater: 20-25 gram
- Fiber: 5-7 gram
- Sockerarter: 5-7 gram
- Fett: 15-18 gram

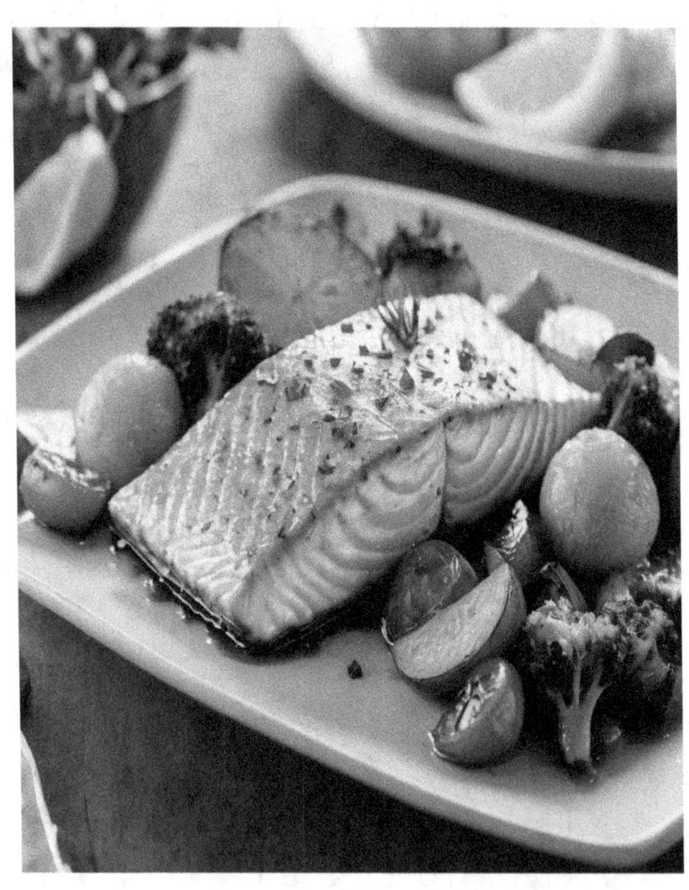

2.3 Middagsrecept

Ugnsbakad lax med rostade grönsaker

Ingredienser:

- 2 laxfiléer (6-8 oz vardera)
- 2 koppar blandade grönsaker (t.ex. paprika, zucchini, morötter)
- 2 matskedar olivolja
- Salta och peppra efter smak
- *Valfritt: citronskivor och färska örter till garnering*

Portioner: Detta recept ger vanligtvis 2 portioner.

Instruktioner:

- Värm ugnen till 375°F (190°C).
- Lägg 2 laxfiléer på en plåt klädd med bakplåtspapper eller lätt smord.
- I en skål, släng 2 koppar blandade grönsaker med 2 matskedar

olivolja, salt och peppar efter smak.

- Fördela de kryddade grönsakerna runt laxen på samma bakplåt.
- Lägg eventuellt citronskivor och färska örter ovanpå laxfiléerna för extra smak.
- Grädda i den förvärmda ugnen i cirka 15-20 minuter eller tills laxen är genomstekt (145°F/63°C) och grönsakerna är mjuka.
- Servera och njut av din bakade lax med rostade grönsaker!

Näringsinformation (ungefärlig per portion):
- Kalorier: 350-400
- Protein: 30-35 gram
- Kolhydrater: 10-12 gram
- Fiber: 3-5 gram
- Sockerarter: 3-5 gram
- Fett: 20-25 gram

Kalkonköttbullar med fullkornspasta

Ingredienser:

- 8 oz fullkornspasta
- 1 pund malen kalkon
- 1/4 kopp fullkornsbrödsmulor
- 1/4 kopp riven parmesanost
- 1/4 kopp hackad färsk persilja
- 1 ägg
- 1 burk (14 oz) krossade tomater
- 1/2 tsk torkad oregano
- Salta och peppra efter smak

Portioner: Detta recept ger vanligtvis 4 portioner.

Instruktioner:

- Koka 8 oz fullkornspasta enligt anvisningarna på förpackningen.
- I en skål, kombinera 1 pund mald kalkon, 1/4 kopp fullkornsbröd, 1/4 kopp riven parmesanost, 1/4 kopp hackad färsk persilja och 1 ägg.

- Krydda blandningen med salt och peppar och blanda tills den är väl blandad.
- Forma kalkonblandningen till köttbullar, vilket vanligtvis ger cirka 16 köttbullar.
- Värm en liten mängd olja på medelvärme i en stor panna. Koka kalkonköttbullarna tills de är bruna och genomstekta (ca 10-15 minuter).
- Medan köttbullarna tillagas, värm 1 burk krossade tomater i en separat gryta med 1/2 tsk torkad oregano, salt och peppar.
- När köttbullarna är färdiga och tomatsåsen är uppvärmd, servera köttbullarna över hela vetepastan och toppa med tomatsåsen.
- Njut av dina kalkonköttbullar med fullkornspasta.

Näringsinformation (ungefärlig per portion):

- Kalorier: 350-400
- Protein: 25-30 gram
- Kolhydrater: 35-40 gram
- Fiber: 5-7 gram
- Sockerarter: 5-7 gram
- Fett: 12-15 gram

Grillad tofu med brunt ris och ångad broccoli

Ingredienser:

- 8 oz extra fast tofu
- 1 kopp brunt ris
- 2 koppar vatten
- 2 dl broccolibuktor
- 1 msk olivolja
- Salta och peppra efter smak
- *Valfritt: sojasås eller din favoritsås för smak*

Portioner: Detta recept ger vanligtvis 2 portioner.

Instruktioner:

- Koka 1 kopp brunt ris i 2 koppar vatten enligt anvisningarna på förpackningen.
- Medan riset kokar, förbered tofun. Torka tofun och skär den sedan i skivor eller tärningar.
- Hetta upp en grillpanna eller stekpanna på medelhög värme och tillsätt 1 matsked olivolja.
- Grilla tofun i cirka 3-4 minuter per sida, eller tills den har grillmärken och är genomvärmd.
- Ånga 2 koppar broccolibuketter tills de är mjuka men fortfarande krispiga (ca 4-5 minuter).
- Krydda tofun, ris och broccoli med salt och peppar efter smak.
- *Du kan eventuellt ringla över sojasås eller önskad sås för smak.*

- Servera och njut av din grillade tofu med brunt ris och ångad broccoli.

Näringsinformation (ungefärlig per portion):
- Kalorier: 400-450
- Protein: 15-20 gram
- Kolhydrater: 60-70 gram
- Fiber: 8-10 gram
- Sockerarter: 3-5 gram
- Fett: 12-15 gram

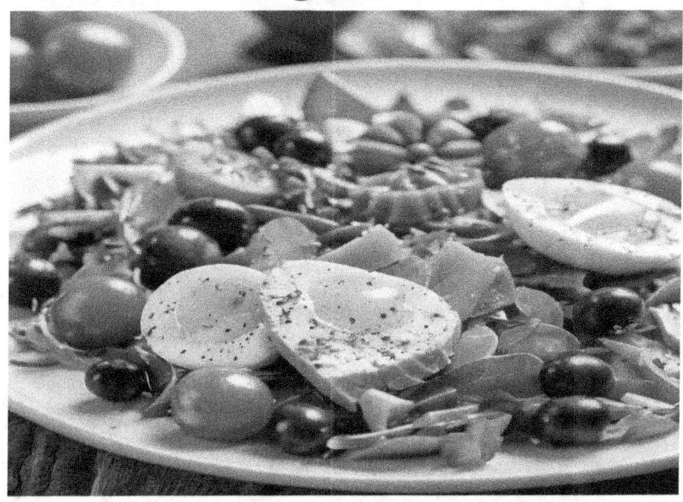

Sallad Niçoise med tonfisk och hjärthälsosamma fetter

Ingredienser:

- 2 burkar (5 oz vardera) vattenpackad tonfisk, avrunnen
- 4 koppar blandade grönsaker som sallad, spenat och ruccola
- 2 hårdkokta ägg, skivade
- 1/2 dl körsbärstomater, halverade
- 1/4 kopp skivad gurka
- 1/4 kopp skivad rödlök
- 1/4 kopp Kalamata oliver
- 2 matskedar extra virgin olivolja
- 1 msk rödvinsvinäger
- Salta och peppra efter smak
- *Valfritt: 1/4 kopp kokt och skivad färskpotatis, ångade gröna bönor*

Portioner: Detta recept ger vanligtvis 2 portioner.

Instruktioner:

- I en stor skål, kombinera 4 koppar blandade grönsaker, 1/2 kopp halverade körsbärstomater, 1/4 kopp skivad gurka, 1/4 kopp skivad rödlök och 1/4 kopp Kalamata-oliver.

- Flinga och dela 2 burkar (5 oz vardera) vattenpackad tonfisk över salladen.
- Lägg 2 skivade hårdkokta ägg ovanpå.
- *Tillsätt eventuellt 1/4 kopp kokt och skivad färskpotatis och ångade gröna bönor för tillsats av hjärthälsosamma fetter och näringsämnen.*
- I en liten skål, vispa ihop 2 matskedar extra virgin olivolja och 1 matsked rödvinsvinäger för att skapa dressingen.
- Ringla dressingen över salladen.
- Krydda med salt och peppar efter smak. Servera och njut.

Näringsinformation (ungefärlig per portion, utan valfria ingredienser):

- Kalorier: 350-400
- Protein: 30-35 gram
- Kolhydrater: 10-12 gram
- Fiber: 3-5 gram
- Sockerarter: 3-5 gram
- Fett: 20-25 gram

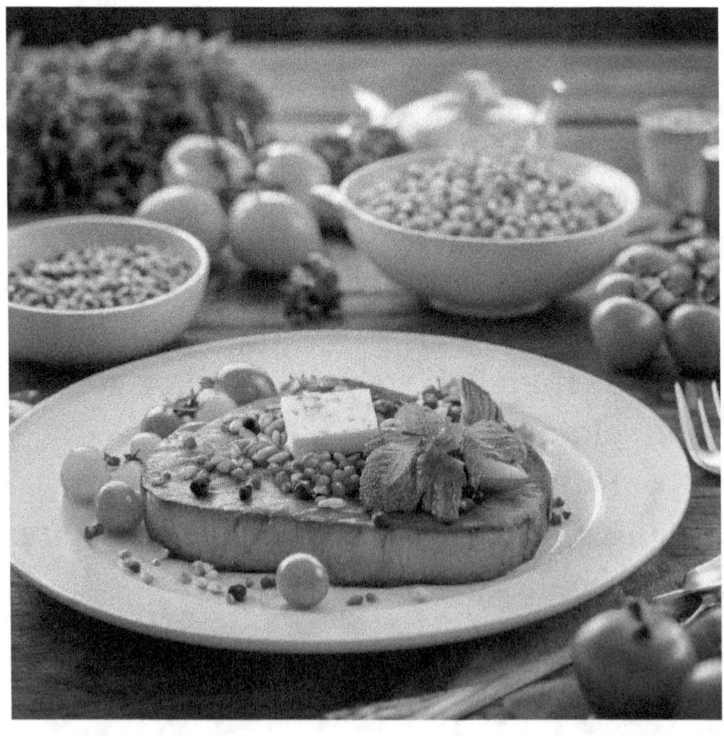

Medelhavsquinoaskål med grillad kyckling

Ingredienser:

- 2 benfria, skinnfria kycklingbröst
- 1 kopp quinoa
- 2 dl vatten eller kycklingbuljong
- 2 koppar blandade grönsaker som sallad, spenat och ruccola
- 1/2 dl körsbärstomater, halverade
- 1/4 kopp tärnad gurka
- 1/4 kopp skivad rödlök
- 1/4 kopp Kalamata oliver
- 2 matskedar extra virgin olivolja
- 1 msk rödvinsvinäger
- Salta och peppra efter smak

Portioner: Detta recept ger vanligtvis 2 portioner.

Instruktioner:

- Krydda 2 benfria, skinnfria kycklingbröst med salt och peppar.

- Grilla kycklingen tills den är genomstekt, vanligtvis ca 6-8 minuter per sida.
- Medan kycklingen grillar, skölj 1 kopp quinoa under kallt vatten.
- I en gryta, kombinera den sköljda quinoan med 2 koppar vatten eller kycklingbuljong. Koka upp, sänk sedan värmen, täck över och låt sjuda i cirka 15-20 minuter eller tills vätskan absorberats.
- I en stor skål, kombinera 2 koppar blandade gröna, 1/2 kopp körsbärstomater, 1/4 kopp tärnad gurka, 1/4 kopp skivad rödlök och 1/4 kopp Kalamata-oliver.
- I en liten skål, vispa ihop 2 matskedar extra virgin olivolja och 1 matsked rödvinsvinäger för att skapa dressingen.
- När kycklingen är klar, skiva den.
- Servera den grillade kycklingen ovanpå quinoan och det blandade gröna.

- Ringla dressingen över skålen.
- Njut av din Medelhavsquinoaskål med grillad kyckling.

Näringsinformation (ungefärlig per portion):

- Kalorier: 400-450
- Protein: 30-35 gram
- Kolhydrater: 35-40 gram
- Fiber: 5-7 gram
- Sockerarter: 3-5 gram
- Fett: 15-18 gram

Linssoppa med grönsaker och örter

Ingredienser:

- 1 kopp torkade bruna eller gröna linser
- 6 dl vatten eller grönsaksbuljong
- 2 koppar blandade grönsaker (t.ex. morötter, selleri, paprika)
- 1 lök, tärnad
- 2 vitlöksklyftor, hackade

- 1 tsk torkad timjan
- Salta och peppra efter smak
- Färska örter (t.ex. persilja, koriander) för garnering

Portioner: Detta recept ger vanligtvis 4 portioner.

Instruktioner:

- Skölj 1 kopp torkade bruna eller gröna linser under kallt vatten.
- I en stor gryta, kombinera de sköljda linserna, 6 koppar vatten eller grönsaksbuljong, 2 koppar blandade grönsaker, 1 tärnad lök och 2 hackade vitlöksklyftor.
- Krydda med 1 tsk torkad timjan, salt och peppar efter smak.
- När linserna och grönsakerna är kokta, sänk värmen, täck grytan och låt sjuda i cirka 25 till 30 minuter.
- *Använd eventuellt en stavmixer för att delvis blanda soppan till önskad konsistens.*

- Servera varm, garnerad med färska örter som persilja eller koriander.

Näringsinformation (ungefärlig per portion):
- Kalorier: 250-300
- Protein: 15-20 gram
- Kolhydrater: 40-45 gram
- Fiber: 10-12 gram
- Sockerarter: 5-7 gram
- Fett: 1-2 gram

Grillat ört-Crusted kycklingbröst med ångade grönsaker

Ingredienser:
- 2 benfria, skinnfria kycklingbröst
- 1 msk torkad örtkrydda (t.ex. italiensk krydda)
- Salta och peppra efter smak
- 2 koppar blandade grönsaker (t.ex. broccoli, morötter, gröna bönor)

- Olivolja för grillning

***Portioner: Detta recept ger vanligtvis
2 portioner.***

Instruktioner:

- Förvärm din grill till medelhög
  värme.
- Krydda 2 benfria, skinnfria
  kycklingbröst med 1 matsked
  torkad örtkrydda, salt och peppar
  efter smak.
- Pensla kycklingbrösten lätt med
  olivolja.
- Grilla kycklingen i cirka 6-8
  minuter per sida, eller tills den är
  genomstekt och inte längre rosa i
  mitten (innertemperatur 165°F
  eller 74°C).
- Medan kycklingen grillar, ånga 2
  koppar blandade grönsaker (t.ex.
  broccoli, morötter, haricots verts)
  tills de är mjuka men fortfarande
  krispiga (ca 4-5 minuter).

- När kycklingen är klar och grönsakerna ångade, servera dem tillsammans. Servera och njut.

Näringsinformation (ungefärlig per portion):
- Kalorier: 250-300
- Protein: 25-30 gram
- Kolhydrater: 10-12 gram
- Fiber: 3-5 gram
- Sockerarter: 3-5 gram
- Fett: 10-12 gram

Bakad tofu med asiatisk-inspirerad glasyr

Ingredienser:
- 1 block (14 oz) extra fast tofu
- 2 msk sojasås
- 1 msk risvinäger
- 1 msk honung eller lönnsirap
- 1 tsk sesamolja
- 1/2 tsk riven ingefära

- 1 vitlöksklyfta, finhackad
- *Valfri garnering: sesamfrön, skivad salladslök*

Portioner: Detta recept ger vanligtvis 4 portioner.

Instruktioner:

- Värm ugnen till 375°F (190°C).
- Tryck på tofun för att ta bort överflödigt vatten genom att placera den mellan hushållspapper eller kökshanddukar med ett tungt föremål ovanpå i cirka 15-20 minuter.
- Medan tofun pressar, förbered glasyren genom att vispa ihop 2 msk sojasås, 1 msk risvinäger, 1 msk honung eller lönnsirap, 1 tsk sesamolja, 1/2 tsk riven ingefära och 1 hackad nejlika vitlök i en liten skål.

- Skär den pressade tofun i lagom stora tärningar eller skivor.

- Lägg tofun i ett enda lager på en plåt klädd med bakplåtspapper eller lätt smord.

- Pensla tofun med den förberedda glasyren och se till att den är jämnt belagd.

- Grädda tofun i den förvärmda ugnen i ca 25-30 minuter, eller tills den blir fast och lite knaprig.

- Lägg till skivad salladslök och sesamfrön som garnering, om så önskas. Servera och njut.

Näringsinformation (ungefärlig per portion):
- Kalorier: 150-200
- Protein: 8-10 gram
- Kolhydrater: 10-12 gram
- Fiber: 1-2 gram
- Sockerarter: 7-9 gram
- Fett: 7-9 gram

Rostade rotfrukter med örter

Ingredienser:

- 4 koppar blandade rotfrukter (t.ex. morötter, potatis, palsternacka), skalade och tärnade
- 2 matskedar olivolja
- 1 tsk torkade örter (t.ex. rosmarin, timjan)
- Salta och peppra efter smak
- *Valfritt: färska örter för garnering (t.ex. persilja, gräslök)*

Portioner: Detta recept ger vanligtvis 4 portioner.

Instruktioner:

- Värm ugnen till 400°F (200°C).
- I en stor skål, kombinera 4 koppar blandade rotfrukter (t.ex.

morötter, potatis, palsternacka) som har skalats och tärnats.

- Spraya 2 matskedar olivolja över grönsakerna.
- Strö 1 tsk torkade örter (t.ex. rosmarin, timjan) över grönsakerna.
- Krydda med salt och peppar efter smak.
- Kasta grönsakerna i skålen för att säkerställa att de är jämnt belagda med olja och kryddor.
- Fördela de kryddade grönsakerna i ett enda lager på en plåt klädd med bakplåtspapper eller lätt smord.
- Rosta grönsakerna i den förvärmda ugnen i ca 25-30 minuter, eller tills de är mjuka och lite krispiga på utsidan.
- Garnera med färska örter om så önskas.

- Servera och njut av dina rostade rotfrukter med örter.

Näringsinformation (ungefärlig per portion):
- Kalorier: 150-200
- Protein: 2-3 gram
- Kolhydrater: 20-25 gram
- Fiber: 4-6 gram
- Sockerarter: 5-7 gram
- Fett: 7-9 gram

Ångad broccoli med vitlök och citron

Ingredienser:
- 2 dl färska broccolibuketter
- 2 vitlöksklyftor, hackade
- 1 citron, skal och saft
- 1 msk olivolja
- Salta och peppra efter smak

Portioner: Detta recept ger vanligtvis 2 portioner.

Instruktioner:

- Lägg 2 koppar färska broccolibuktor i en ångkorg.
- Blanda i en liten skål 2 hackad vitlöksklyfta, skalet och saften av 1 citron, 1 matsked olivolja och salt och peppar efter smak.
- Ringla vitlök- och citronblandningen över broccolin i ångkokorgen.
- Ånga broccolin över kokande vatten i cirka 3-5 minuter, eller tills den är mör men fortfarande knaprig.
- När broccolin är kokt, överför den till en serveringsfat.
- Servera och njut av din ångade broccoli med vitlök och citron.

Näringsinformation (ungefärlig per portion):

- Kalorier: 50-60
- Protein: 2-3 gram
- Kolhydrater: 6-8 gram
- Fiber: 3-4 gram
- Sockerarter: 2-3 gram
- Fett: 3-4 gram

Färgglad fruktsallad med honungslimedressing

Ingredienser:
- 2 koppar blandad färsk frukt (t.ex. jordgubbar, blåbär, kiwi, ananas, apelsiner)
- 2 matskedar honung
- Saft av 1 lime

Portioner: Detta recept ger vanligtvis 2 portioner.

Instruktioner:

- Tvätta, skala (om nödvändigt) och hacka 2 koppar blandad färsk frukt i lagom stora bitar.
- Blanda 2 matskedar honung och saften av 1 lime i en liten skål för att skapa dressingen.
- Ringla honungslimedressingen över den blandade färska frukten.
- Kasta försiktigt frukten för att säkerställa att den är belagd med dressingen.
- Ställ i kyl tills den ska ätas eller servera omedelbart.

Näringsinformation (ungefärlig per portion):

- Kalorier: 100-150
- Protein: 1-2 gram
- Kolhydrater: 25-30 gram
- Fiber: 3-5 gram
- Sockerarter: 20-25 gram
- Fett: 0-1 gram

Hemlagad Hummus med Helvete Pitabröd

Ingredienser:
- 1 burk (425 gram) kikärter, avrunna och sköljda
- 2 matskedar tahini
- 2 vitlöksklyftor, hackade
- Saften av 1 citron
- 2 matskedar olivolja
- 1/2 tsk malen spiskummin
- Salta och peppra efter smak
- 2 rundlar av helvete pitabröd

Portioner: Detta recept ger vanligtvis 2 portioner.

Instruktioner:
- I en matberedare, kombinera 1 burk (15 oz) avrunna och sköljda kikärter, 2 msk tahini, 2 hackad vitlöksklyfta, saften av 1 citron, 2 msk olivolja, 1/2 tsk malen

spiskummin och salt och peppar efter smak.

- Bearbeta ingredienserna tills du får en slät och krämig hummus.
- Du kan tillsätta lite vatten till hummusen om den är för tjock för att få önskad konsistens.
- Skär 2 helvete pitabröd i trianglar.
- Servera den hemgjorda hummusen med de helvete pitabrödstrianglarna och njut.

Näringsinformation (ungefärlig per portion, med pitabröd):
- Kalorier: 300-350
- Protein: 10-12 gram
- Kolhydrater: 40-45 gram
- Fiber: 7-9 gram
- Sockerarter: 3-5 gram
- Fett: 15-18 gram

Bakade äppelchips med kanel

Ingredienser:
- 2-3 äpplen
- 1 tsk mald kanel

Portioner: Detta recept ger vanligtvis 2-3 portioner.

Instruktioner:
- Värm ugnen till 200°F (93°C).
- Tvätta och kärna ur 2-3 äpplen. Du kan lämna skalet på för extra fiber och smak.
- Skär äpplena i tunna skivor eller chips, ca 1/8 tum tjocka. Använd en vass kniv eller en mandolinskärare för jämna skivor.
- Lägg äppelklyftorna i ett enda lager på bakplåtspapper klädda eller lätt smorda.
- Strö 1 tsk mald kanel jämnt över äppelskivorna.
- Grädda i den förvärmda ugnen i cirka 2-3 timmar, eller tills

äppelchipsen är knaprig och har torkat ut.

- Ta ut chipsen från ugnen och ställ åt sidan för att svalna helt.
- För att behålla sin sprödhet, förvara dem i en lufttät behållare efter kylning.
- Njut av dina bakade äppelchips med kanel.

Näringsinformation (ungefärligt per portion, för 2-3 portioner):

- Kalorier: 80-100
- Protein: 0-1 gram
- Kolhydrater: 20-25 gram
- Fiber: 3-4 gram
- Sockerarter: 15-20 gram
- Fett: 0-1 gram

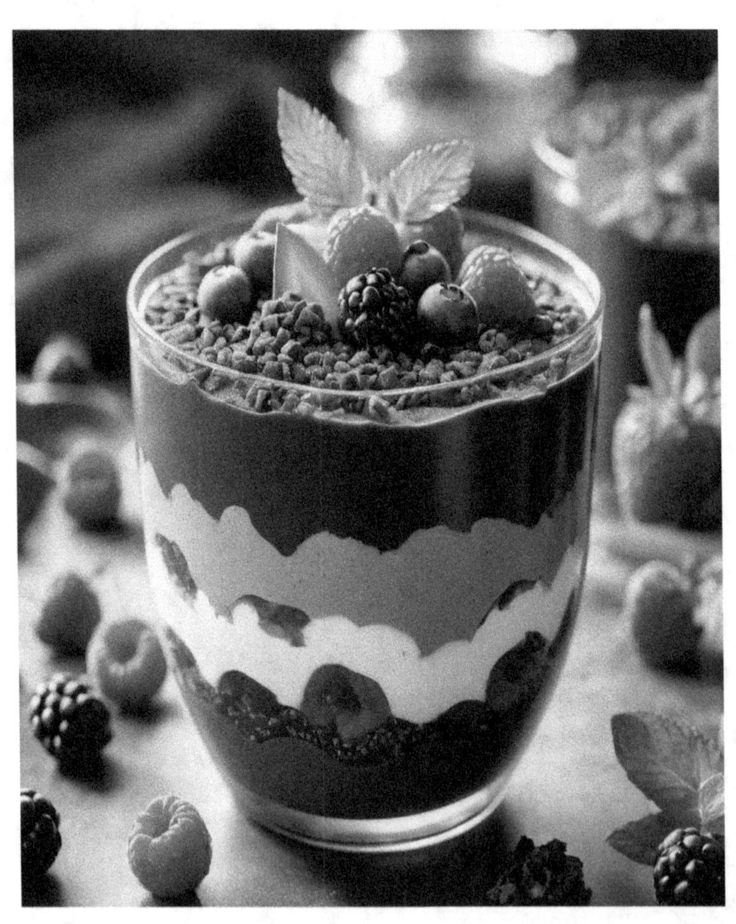

2.5 Ljuvliga desserter för ett hjärta-Hälsosam kost

Mörk choklad och bärparfait

Ingredienser:
- 1 dl grekisk yoghurt
- 1/4 kopp mörk chokladchips
- 1 dl blandade bär som jordgubbar, blåbär, hallon
- 1 msk honung eller lönnsirap (valfritt)

Portioner: Detta recept ger vanligtvis 1 portion.

Instruktioner:
- I ett glas eller serveringsfat, börja med ett lager av 1/2 kopp grekisk yoghurt.
- Lägg på ett lager med 2 matskedar mörk chokladchips.

- Följ med ett lager av 1/2 kopp blandade bär.
- Upprepa lagren tills du har använt alla ingredienser.
- *Ringla eventuellt 1 matsked honung eller lönnsirap över toppen för extra sötma.*
- Servera och njut av din mörk choklad och bärparfait.

Näringsinformation (ungefärligt för hela parfaiten, utan honung eller lönnsirap):
- Kalorier: 350-400
- Protein: 20-25 gram
- Kolhydrater: 35-40 gram
- Fiber: 6-8 gram
- Sockerarter: 20-25 gram
- Fett: 15-18 gram

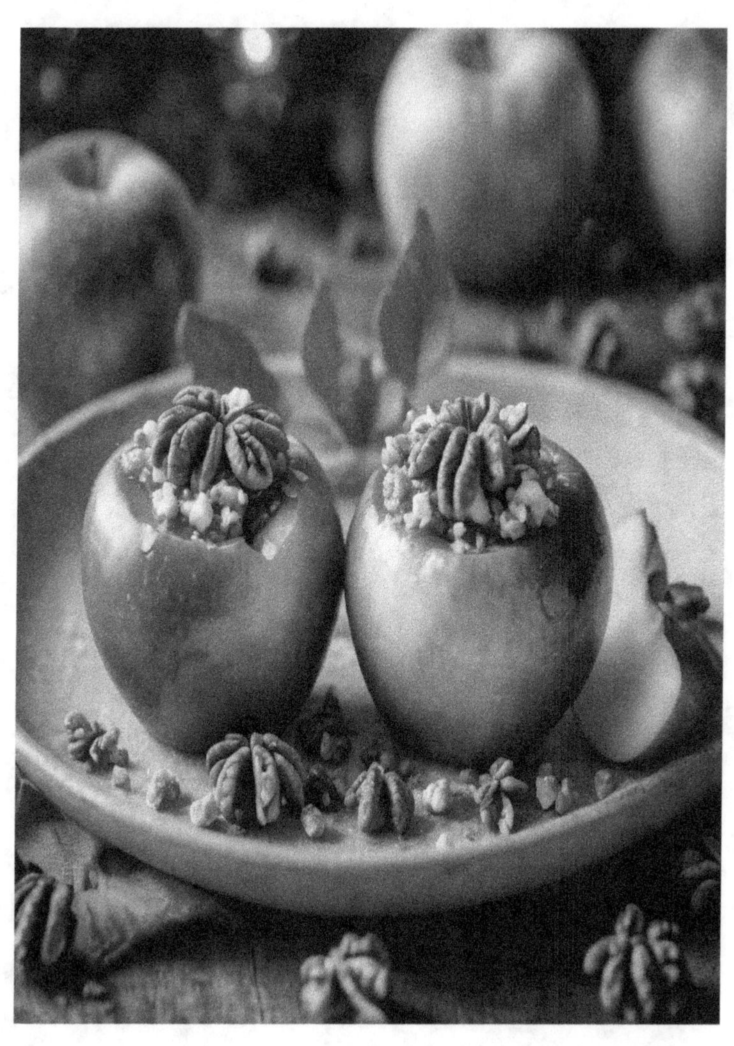

Bakade äpplen med kryddor och valnötter

Ingredienser:

- 4 äpplen
- 1/4 kopp hackade valnötter
- 1 tsk mald kanel
- 1/2 tsk mald muskotnöt
- 2 msk honung eller lönnsirap

Portioner: Detta recept ger vanligtvis 4 portioner.

Instruktioner:

- Värm ugnen till 350°F (175°C).
- Tvätta och kärna ur 4 äpplen, lämna botten intakt.
- I en liten skål, blanda 1/4 kopp hackade valnötter, 1 tsk mald kanel och 1/2 tsk mald muskotnöt.
- Fyll varje äpple med valnöts- och kryddblandningen.

- Ringla 1/2 matsked honung eller lönnsirap över toppen av varje fyllt äpple.
- Lägg de fyllda äpplena i en ugnsform och täck med folie.
- Grädda i förvärmd ugn i ca 25-30 min, eller tills äpplena är mjuka.
- *Ta eventuellt bort folien och grädda i ytterligare 5-10 minuter för att låta topparna karamellisera.*
- Servera och njut av dina bakade äpplen med kryddor och valnötter.

Näringsinformation (ungefärlig per portion, utan valfria pålägg):
- Kalorier: 150-200
- Protein: 2-3 gram
- Kolhydrater: 30-35 gram
- Fiber: 4-5 gram
- Sockerarter: 22-25 gram
- Fett: 3-4 gram

#:Fruktsallad med yoghurt och honung

Ingredienser:

- 2 koppar blandad färsk frukt (t.ex. jordgubbar, blåbär, kiwi, ananas, apelsiner)
- 1 dl grekisk yoghurt
- 2 matskedar honung

Portioner: Detta recept ger vanligtvis 2 portioner.

Instruktioner:

- Tvätta och hacka 2 koppar blandad färsk frukt i lagom stora bitar.
- Blanda 1 kopp grekisk yoghurt och 2 matskedar honung i en skål.
- Kombinera den blandade färska frukten med yoghurt- och honungsblandningen.

- Kasta försiktigt för att säkerställa att frukten är belagd med yoghurt och honung.
- Ställ i kyl tills den ska ätas eller servera omedelbart.
- Servera och njut av din fruktsallad med yoghurt och honung.

Näringsinformation (ungefärlig per portion):
- Kalorier: 200-250
- Protein: 10-12 gram
- Kolhydrater: 40-45 gram
- Fiber: 3-5 gram
- Sockerarter: 30-35 gram
- Fett: 2-3 gram

Frozen Yoghurt med låg fetthalt med färska bär

Ingredienser:
- 2 koppar mager eller fettfri grekisk yoghurt

- 1 kopp färska blandade bär (t.ex. jordgubbar, blåbär, hallon)
- 2-3 matskedar honung eller lönnsirap (valfritt)

Portioner: Detta recept ger vanligtvis 2 portioner.

Instruktioner:

- I en mixer eller matberedare, kombinera 2 koppar mager eller fettfri grekisk yoghurt och 1 kopp färska blandade bär.
- Tillsätt eventuellt 2-3 matskedar honung eller lönnsirap för sötma. Justera efter smak.
- Blanda ingredienserna tills de är väl blandade och blandningen är slät.
- Häll yoghurt- och bär blandningen i en fryssäker behållare.
- Frys i ca 3-4 timmar eller tills den når önskad fryst konsistens.

- Du kanske vill röra om blandningen en eller två gånger under frysning för att förhindra att iskristaller bildas.
- När den frysta yoghurten är klar, ös upp i serveringsfat.
- Toppa med ytterligare färska bär om så önskas och njut.

Näringsinformation (ungefärlig per portion, utan valfria sötningsmedel):

- Kalorier: 150-200
- Protein: 10-12 gram
- Kolhydrater: 20-25 gram
- Fiber: 2-4 gram
- Sockerarter: 15-20 gram
- Fett: 1-2 gram

Slutsats

Vårda ditt hjärta, en maträtt i taget
På dessa sidor har vi utforskat en värld av läckra och hjärtvänliga recept. Varje måltid du lagar har potentialen att vara en uppfostrande kärleksakt för ditt hjärta.

Genom att välja rätt ingredienser och följa hjärthälsosamma matlagningstekniker gör du en djupgående skillnad i ditt välbefinnande. Vägen till ett friskare hjärta är en resa som tas en måltid i taget.

Kom ihåg att dina val är viktiga. Du har kraften att förbättra din kardiovaskulära hälsa och njut av smakerna av närande rätter längs vägen.

Omfamna dessa recept, anpassa dem efter din smak och dela dem med dem du tycker om.

När du går framåt, gör medvetna val i varje köksäventyr och låt ditt hjärta vara din guide. Ditt engagemang för att äta medvetet är ett bevis på ditt engagemang för ett hjärtligare och lyckligare liv.

Journal för att skriva måltidsplanerare